AF341143

MÉMENTO
DU VÉTÉRINAIRE
EN CAMPAGNE

1914-1915...

MÉMENTO
DU VÉTÉRINAIRE
EN CAMPAGNE

1914-1915...

PAR

Le Dr E. NICOLAS

Vétérinaire major de 1re classe.

PARIS

ASSELIN ET HOUZEAU

LIBRAIRES DE LA SOCIÉTÉ CENTRALE DE MÉDECINE VÉTÉRINAIRE

Place de l'École-de-Médecine

—

1915

MÉMENTO
DU VÉTÉRINAIRE
EN CAMPAGNE

I. — Le vétérinaire doit faire preuve de *savoir*, *d'initiative* et *d'activité*.

II. — Il trouve à utiliser ces qualités dans son rôle qui est triple : *médical*, *hygiénique*, *administratif*.

I. — ROLE MÉDICAL.

1° Maladies ordinaires.

Les blessures de toutes sortes et certaines autres affections se présentent si souvent qu'il importe de rappeler les grandes lignes de leur traitement, qui doit être méthodique.

Axiome : LE VÉSICATOIRE N'EST PAS UNE PANACÉE.

Ses avantages, surtout lorsqu'il est appliqué immédiatement sur un coup de pied en région où l'os n'est pas protégé par des masses musculaires, ne doivent pas faire négliger d'autres moyens qui, eux, sont indispensables. En d'autres termes, quand on a mis un vésicatoire, on n'a pas tout fait.

a. **Plaies par blessures de guerre et de harnachement.** — Quand une plaie suppure abondamment, la suppuration a pour cause un corps étranger, une nécrose, un bas-fond.

La plaie doit être sondée, le corps étranger enlevé, la nécrose osseuse ou fibreuse ruginée ou excisée, le bas-fond débridé et, s'il y a lieu, drainé. Pas n'est besoin ensuite d'escarrotique, de teinture d'iode, etc. Des soins de propreté (1) et une légère protection de coton suffisent à une plaie qui bourgeonne. Les cicatrisants ne sont utiles que sur les plaies plates, à niveau de la peau, pour les faire sécher.

Une plaie dont le bourgeonnement dépasse le niveau de la peau donne une cicatrice vicieuse; les caustiques doivent la ramener à niveau.

b. **Plaies par coup de pied**. — La plaie n'intéresse pas la peau dans toute son épaisseur, il n'y a pas d'œdème et pas de suppuration : elle guérit toute seule, avec du repos s'il y a boiterie;

La plaie suppure, le pus est mousseux, c'est que la peau est intéressée dans toute son épaisseur : *il faut débrider* ;

La plaie ne suppure pas, elle est recouverte d'une croûte sèche, mais il y a un fort engorgement et une forte boiterie : il y a toute chance pour que non seulement la peau, mais aussi l'aponévrose sous-jacente, soient endommagées : *il faut débrider* et *profondément*.

En principe, *toute plaie par coup de pied siégeant au niveau d'une articulation demande un repos absolu*.

c. **Plaies à lambeaux**. — Suture à points séparés, même avec du fil ordinaire. Ne pas couper les poils, ne pas laver la plaie, même avec des antiseptiques; ne pas la toucher avec un topique quel qu'il soit; nettoyer à sec pour enlever les corps étrangers.

Par-dessus la suture et les poils, toucher à la teinture d'iode et recouvrir d'un léger voile d'ouate.

La cicatrisation par première intention est bien plus souvent la règle que si on procède autrement.

d. **Plaies granuleuses** (*plaies d'été*). — Exciser les granulations, cureter la plaie, cautériser au sulfate de cuivre, au fer rouge, au nitrate d'argent ou à l'acide arsénieux. Faire travailler si possible sans mettre indisponible.

e. **Plaies par clou de rue**. — Déferrer invariablement et *aussitôt*, quelles que soient l'apparence de la plaie et sa situa-

(1) Si l'on veut faire des lavages, le meilleur liquide est le sérum physiologique : sel, 10 grammes; eau bouillie, 1 litre.

tion ; amincir la moitié de la sole au moins jusqu'à rosée. Puis, de deux coups de rénette rapides et bien assurés, faire un entonnoir en enlevant LARGEMENT la corne et PROFONDÉMENT les tissus sous-jacents.

La plaie saigne abondamment. Recouvrir d'un antiseptique et de coton propre. Ferrer à plaque sur pansement compressif.

La plaie, qui n'était dangereuse que par sa situation sous-cornée, est transformée ainsi en plaie ordinaire.

Quand le cheval ne boite plus, consolider le fer et la plaque et remettre en service.

Si, par hasard, la boiterie persiste trois ou quatre jours, faire prendre des bains chauds, très chauds. Si l'appui reste hésitant, revoir la plaie et intervenir de nouveau s'il y a lieu.

Un clou de rue soigné de suite guérit 99 fois sur 100 et ne doit être évacué que tout à fait exceptionnellement.

f. **Crevasses avec nécrose cutanée** (*javarts cutanés*). — Une forte boiterie, bientôt accompagnée de suppuration mousseuse dans le paturon, indique la nécrose. Bains très chauds, si possible.

Après élimination de l'escarre, pansements fermés avec pommade antiseptique à base de teinture d'iode ou avec le topique suivant :

Essence de térébenthine...................... 10
Alcool à 95°.............................. 10
Éther................................... 10

Immobiliser le patient, surtout si la nécrose est profonde, en raison du danger de nécrose ligamenteuse, cartilagineuse ou d'arthrite.

Éviter les cicatrices vicieuses qui sont ici fréquentes et dangereuses.

g. **Nécrose cartilagineuse** (*javart cartilagineux*). — Dangereuse, parce qu'elle ne fait pas boiter au début.

Toute plaie dans la région des cartilages qui suppure abondamment, eu égard à l'exiguïté de la plaie, et qui résiste aux bains chauds, aux pansements, à un débridement, etc., est déjà accompagnée d'une nécrose du cartilage.

Tout traitement médical est alors inutile, les escarrotiques particulièrement.

Évacuer dès que le diagnostic est sûr, encore que le cheval ne boite pas.

Si le commandement fait des objections, lui représenter que le mal fait son chemin, qu'il aboutira *fatalement* à une arthrite et que le cheval sera perdu.

L'opération seule peut amener une guérison.

h. **Bleimes**. — Les pieds des chevaux de trait sont souvent bleimeux.

Déferrer, amincir la bleime à fond, largement l'arc-boutant correspondant jusqu'au fond de la lacune, et la paroi en talon.

Ferrer lourd et à traverse en ménageant un sifflet.

Une bleime ne doit guère interrompre le service plus de quarante-huit heures.

i. **Conjonctivites**. — Beaucoup de chevaux souffrent de conjonctivites.

Faire une solution de *sulfate de zinc* au 1 : 100 ; en imbiber un peu de coton qu'on exprime à l'intérieur des paupières, deux fois par jour.

j. **Coliques** (Emploi de la teinture d'opium dans les). — 60 à 100 grammes de teinture, suivant la taille du cheval, dans un litre d'eau. Administrer à la seringue ou à la bouteille.

Ensuite, laisser le patient au repos, sur un terrain doux autant que possible.

k. **Anasarque**. — Placer les animaux dans un local aussi chaud que possible, avant de commencer tout traitement.

2° Maladies contagieuses et affections parasitaires.

Pour prévenir l'extension des maladies contagieuses, le vétérinaire passe une visite sanitaire de tout l'effectif une fois au moins par semaine. Son attention doit se porter

particulièrement sur les signes permettant de dépister la
morve, le farcin et la gale.

A. — Morve et farcin.

I. — *Mesures générales à prendre en cas de morve.*

Lorsque la morve sera constatée dans un effectif, les vétérinaires prendront les mesures prophylactiques suivantes :

a. Une revue sanitaire sera passée aussitôt : tout cheval
ou mulet ayant une glande, un jetage ou une lymphangite
de nature suspecte sera isolé :

b. On fera prendre ensuite, et dans le plus bref délai, à
la Direction du Service vétérinaire, le matériel nécessaire à
la malléination. Tout cas de morve clinique chancre, corde
farcineuse ou jetage avec réaction positive) sera suivi d'une
malléination générale par la méthode de l'intra-dermo-
réaction palpébrale.

*Le vétérinaire directeur sera avisé suffisamment à temps
de l'heure à laquelle aura lieu la constatation des résultats,
pour qu'il puisse s'y rendre s'il le juge nécessaire.*

c. Au fur et à mesure de la constatation des résultats, les
animaux sains évacueront leurs cantonnements, abris ou
bivouacs, et seront mis à la corde dans un emplacement à
proximité, mais non encore occupé. Ceux qui présenteront
une réaction douteuse seront isolés pour d'autres malléinations. On abattra les animaux qui auront présenté les signes
caractéristiques de la réaction.

d. Le fumier des cantonnements, abris ou bivouacs,
sera enlevé et autant que possible brûlé. Les seaux et
baquets ayant servi à l'abreuvement seront désinfectés avec
une solution de crésyl à 4 p. 100. Tous les chevaux et
mulets seront abreuvés à même la rivière, si c'est possible,
et pendant tout le temps que durera l'infection. . Seuls,
ceux qui ne pourraient s'y rendre continueront à boire dans
un baquet ou un seau réservé à cet usage. Si l'abreuvement
se fait dans des abreuvoirs en bois ou en toile goudronnée,

la désinfection de ceux-ci, au crésyl et à la brosse, appartiendra au vétérinaire de l'unité infectée, qui, en outre et à moins d'impossibilité, prendra les dispositions nécessaires pour en interdire ensuite l'accès pendant vingt-quatre heures.

e. Les brides, bridons, musettes-mangeoires et objets de pansage des *animaux abattus* ou *suspects* seront savonnés à la brosse, puis trempés pendant quinze minutes dans un bain de crésyl, et, après séchage complet, remis en service. *Seules les éponges des morveux seront détruites*. Les autres pièces de harnachement, ainsi que les couvertures, ne subiront la même désinfection qu'en cas de *morve cutanée*.

f. Une pancarte avec l'inscription « *Morve* » sera placée en évidence aux diverses entrées du cantonnement ou du bivouac infecté. Elle ne sera supprimée qu'à la levée de l'infection qui aura lieu, *sans autre avis*, quinze jours après la constatation du dernier cas de morve. A ce moment les cantonnements pourront être réoccupés (1).

g. L'abatage et l'autopsie des morveux se feront sur le lieu de l'enfouissement, qui sera choisi autant que possible de concert avec le maire, dans un endroit éloigné du cantonnement, du bivouac et des cours d'eau.

h. On enfouira sous une couche de terre d'au moins 1 mètre et on entourera largement la fosse d'une barrière de fils de fer.

i. Une solution de crésyl sera mise à la disposition des hommes qui auront touché aux morveux ou qui seront chargés de soigner les suspects.

j. Dorénavant, toute autopsie, *quelle que soit la cause de la mort*, devra porter sur les voies respiratoires, dans le but de dépister les lésions morveuses possibles.

k. On procédera à une deuxième malléination générale des effectifs, vingt jours après la première.

(1) En cas de changement de cantonnement, et pour éviter l'abus possible des pancartes et écriteaux, le vétérinaire chef de service laissera à la mairie une attestation écrite que tel local, tel emplacement, ont été occupés par des chevaux morveux et devront rester condamnés jusqu'à telle date.

II. — *Malléinations.*

1° INTRA-DERMO-RÉACTION PALPÉBRALE.

(Note ministérielle 8026 2/2 du 23 décembre 1914.)

Doit être employée comme première épreuve, la méthode par voie sous-cutanée étant réservée comme mode de contrôle.

Technique. — A. *Matériel.* — Seringue de 1 gramme, avec curseur, graduée par dixièmes de centimètre cube, munie d'une aiguille fine, longue de 10 à 15 millimètres.

B. *Malléine* au 1/4 pour intra-dermo-réaction.

C. *Dose* : un dixième de centimètre cube.

D. *Injection* dans le derme de la paupière inférieure.

Immobiliser le cheval par un tord-nez à l'oreille, saisir entre le pouce et l'index de la main gauche un repli de ladite paupière, à 1 centimètre environ du bord libre. La main droite, tenant la seringue dont le curseur a été réglé à un dixième de centimètre cube, prend un point d'appui sur la tête de façon à suivre tous les mouvements. L'aiguille est implantée horizontalement dans le pli cutané, sur une profondeur de 2 à 3 millimètres, et l'injection est poussée dans l'épaisseur du derme, et non dans le tissu sous-cutané.

E. *Appréciation des résultats.* — La réaction est absolument locale. Son maximum se produit entre la vingt-quatrième et la trente-sixième heure, parfois vers la quarante-huitième heure après l'injection. Lorsque celle-ci a été pratiquée le matin, on dispose de toute la journée du lendemain pour la constatation des résultats.

Sur les animaux sains, l'œil conserve son apparence normale ou présente à peine un léger œdème de la paupière inférieure.

Sur les morveux, il se produit un œdème volumineux envahissant parfois tout le pourtour de l'œil; la conjonctive est injectée; la fente palpébrale laisse écouler un liquide muco-purulent.

Les réactions incomplètes, et par conséquent douteuses, pourront être contrôlées quarante-huit heures après par une injection pratiquée à l'œil opposé.

F. *Catégorisation des sujets.* — *a.* Sujets n'ayant pas réagi : *seront considérés comme sains* et remis immédiatement dans le rang.

b. Sujets ayant présenté la réaction typique (œdème des paupières, conjonctivite purulente) : *seront abattus sans délai.*

c. Sujets dont la réaction ne porte que sur la paupière inférieure et peut être considérée comme douteuse : *seront soumis à une épreuve de contrôle.*

Celle-ci consistera :

1° En une injection à la paupière de l'autre œil. Si la réaction est douteuse une seconde fois, on aura recours :

2° Au contrôle de la malléination sous-cutanée (voir plus loin). La réaction sera positive et les chevaux seront abattus, elle sera nulle et les sujets seront remis dans le rang. Si la réaction est douteuse, on isolera le cheval pour :

3° Une deuxième malléination sous-cutanée, vingt jours après.

En cas de doute sur cette deuxième malléination, le cheval suspect sera abattu.

2° Sous-cuti-réaction.

Technique. — A. Prendre au préalable la température du cheval le matin, le midi et le soir. Etablir une moyenne qui est la *température initiale.*

B. *Malléine* au 1/10 pour sous-cuti-réaction.

C. *Dose :* 2cc,5.

D. *Injection* avec une seringue de Pravaz, *sous la peau de l'encolure*, de 2cc,5 de malléine au 1/10.

L'injection ne doit être pratiquée que sur des animaux non fiévreux, non cachectiques. On la fait le soir vers 20 heures. Le lendemain, prendre, à partir de 6 heures et jusqu'à 16 heures, la température toutes les deux heures.

E. *Appréciation des résultats.* — *Réaction positive,* autorisant l'abatage : Engorgement local large, sensible, dur, persistant, avec traînées lymphatiques (c'est la réaction locale) ;

Hyperthermie de 1°,5 et plus (réaction thermique) ;

Abattement, inappétence, tremblements (réaction organique).

En cas de doute, isoler et remalléiner vingt jours après.

En cas de réaction nulle, remettre les sujets dans le rang.

Une injection de malléine sous la peau empêche toute autre malléination avant vingt jours.

Une injection intra-dermo-palpébrale n'exclut aucune des autres méthodes d'emploi de la malléine, qui peuvent être utilisées sans délai, à titre de contrôle.

« On ne perdra pas de vue que si la méthode de l'intra-dermo-réaction palpébrale a le gros avantage de permettre une épuration rapide des effectifs contaminés, le choix pour éviter l'extension de la morve est encore l'œil exercé et vigilant du vétérinaire, qui lui permet de dépister les premiers signes cliniques de la maladie et d'éloigner immédiatement du rang les malades de beaucoup les plus contagieux ».

Compte rendu. — Un compte rendu est adressé au vétérinaire directeur après toute constatation de morve ou farcin et toute malléination.

Il mentionne le nombre des chevaux abattus, et celui des suspects, qui sont isolés.

B. — Lymphangite ulcéreuse, épizootique.

Se traduit objectivement par des cordes, des abcès et des boutons. Elle est curable, mais elle est contagieuse.

Mesures à prendre :

1° Isoler les animaux atteints, ainsi que les suspects ;

2° Malléiner ;

3° Effets de pansage individuels ;

4° Instituer un traitement si les lésions sont localisées :

a. Ouvrir les boutons et les abcès, au cautère de préférence : exprimer le pus et introduire dans chaque ponction ainsi faite un cristal de sulfate de cuivre proportionné à l'abcès (en moyenne du volume d'un petit pois) ;

b. Envelopper la région infectée de piqûres à la seringue de Pravaz faites dans le conjonctif avec 5 centimètres cubes de la solution iodo-iodurée suivante : teinture d'iode : 2 eau : 8 ; iodure : Q. S. (Chatelain) ;

c. Pommade soufrée sur les ulcères.

5° Si les accidents spécifiques offrent une trop grande résistance au traitement, si surtout ils se généralisent. abattre les animaux.

6° Désinfection comme pour la morve (voir plus haut).

C. — **Gales**.

1° GALE SARCOPTIQUE.

Tout cheval qui a des dépilations et du prurit n'est pas orcément galeux.

En hiver, les poux provoquent du prurit et des dépilations localisées surtout à la croupe et à la face interne des jambes.

Les morsures se localisent sur les deux faces de l'encolure : les dépilations qui en résultent sont séparées, les croûtes ou plaques de forme allongée.

Les petites dépilations qui trouent le pelage de plaques arrondies, de la dimension d'une grosse lentille à une pièce de 50 centimes, ne sont pas de la gale (herpès miliaire). Un savonnage en vient facilement à bout.

En cas de doute, isoler et traiter comme s'il s'agissait de gale.

Symptômes de la gale sarcoptique. — Boutons, suivis de petites croûtes, dépilations larges, sans forme géométrique et rapidement envahissantes, prurit, plissement et épaississement rapides de la peau.

Débute par le garrot, l'encolure, la tête et peut envahir tout le corps.

2º GALE PSOROPTIQUE.

Se limite à la crinière et à la queue.

3º GALE CHORIOPTIQUE.

Se localise aux extrémités inférieures des membres.

Mesures générales à prendre en cas de gale.

a. Isoler et *catégoriser* les galeux suivant l'étendue du mal et l'effet du traitement, de manière que ceux qui sont peu atteints ou en bonne voie de guérison ne soient pas réinfestés par ceux dont la gale est plus grave ;

b. Désinfecter les effets de pansage, couvertures et harnachements des galeux à l'eau bouillante s'il n'y a pas de cuirs ; avec un savonnage à la brosse dans le cas contraire ; sécher les cuirs à l'ombre et remettre en service ;

c. Désinfecter écuries, locaux, emplacements, au lait de chaux, qu'on répandra aussi sur le sol, après enlèvement des fumiers ;

d. Condamner pendant quinze jours, par un écriteau bien apparent, portant l'inscription « *Gale* », tout local et tout emplacement contaminés.

e. En cas de changement de cantonnement et pour éviter l'abus possible des écriteaux, le vétérinaire chef de service laissera à la mairie une attestation écrite que tel local, tel emplacement, ont été occupés par des chevaux galeux et devront rester condamnés jusqu'à telle date.

f. Brûler les poils provenant de la tonte ;

g. Interdire tout pansage des malades jusqu'à guérison complète ;

h. Évacuer sur un dépôt de galeux les chevaux à gale généralisée ou tenace.

i. Traiter les chevaux à gale localisée et les suspects.

Traitement de la gale. — *Premier jour :* Enduire de savon noir et frotter *rigoureusement* avec un bouchon de paille, de manière à rompre les galeries des acares.

Deuxième jour : Savonner à grande eau ; laisser sécher.

Troisième jour : Enduire de pommade soufrée et frotter vigoureusement.

Jours suivants : Refrotter avec ou sans nouvelle pommade. Cesser quand le prurit a disparu. Savonnage. Surveiller avant de remettre dans le rang. La repousse du poil est le signe de la guérison (1).

Comptes rendus. — Toute constatation de gale donne lieu à un compte rendu au vétérinaire directeur.

Il est renouvelé tous les dix jours (rapport décadaire) jusqu'à disparition de l'affection.

Chacun d'eux mentionne le nombre des animaux atteints, des évacués, de ceux qui sont en traitement, des suspects.

Le vétérinaire prévoyant doit toujours avoir une *réserve de pommade antigaleuse* (environ 2 kilogrammes), ou de soufre sublimé et de vaseline pour faire une quantité égale de pommade suivant la formule : soufre, 1; vaseline, 3; même s'il n'a jamais eu de gale dans son effectif.

D. — **Fièvre typhoïde.**

Tout fiévreux et tout pulmonaire n'est pas typhique.

La fièvre typhoïde, la pneumonie contagieuse, la pneumo-entérite infectieuse, la pasteurellose ne commencent qu'à l'extension de l'affection.

Isoler les malades.

Enlever leurs fumiers.

Désinfecter leurs places au lait de chaux ou au crésyl.

Abreuver les malades dans des baquets ou des seaux réservés : les chevaux sains à l'eau courante, si possible.

Rendre compte en cas d'extension de l'affection.

E. — **Phtiriase.**

Les chevaux bien pansés n'ont jamais de poux.

Pansage à fond de ceux qui en ont. Tonte au besoin. On brûlera les poils.

Toute application antiparasitaire est inutile, voire *même dangereuse*, en ce sens qu'elle donne une fausse sécurité et empêche le *pansage* qui *est le seul remède.*

(1) On l'amènera plus vite en doublant la ration de foin.

II. — **ROLE HYGIÉNIQUE.**

Le vétérinaire s'occupe de tout ce qui regarde l'hygiène des chevaux, dont il doit faire sa chose. Il se rend compte *de visu* et prend l'initiative de proposer au commandement toute mesure pratique susceptible de l'améliorer. En un mot, le temps qu'il ne consacre pas aux soins médicaux, il l'occupe à résoudre les questions d'alimentation (ressources fourragères de la région), d'abreuvement (recherche des meilleurs points d'eau du pays, aménagements pour les améliorer si c'est nécessaire), d'installation des chevaux, etc., et à tenir en bon état la cavalerie dont il a la surveillance.

A. — **Habitation**.

1° Cantonnement.

Utiliser toutes les écuries, granges et tous les hangars pour loger les chevaux, même en été. Procéder à un nettoiement si besoin.

Rien ne vaut le cantonnement.

2° Abris.

Transformer les *auvents* en abris plus confortables au moyen de paillassons disposés contre le vent.

Demander des *abris démontables* et *transportables* au service du génie.

En construire par des moyens de fortune, en utilisant les murs, pignons, talus des chemins creux, comme paroi de fond. Comme toiture, qui sera en pente pour l'écoulement des eaux : des *paillassons*, de la *tôle ondulée, plissée*, du *papier goudronné*, de la *toile goudronnée* (à demander au génie), des *bâches* (à demander à l'arrière).

On les placera le plus possible aux abords immédiats des chemins *empierrés* pour en faciliter l'accès et éviter la boue et ses conséquences redoutables sur les membres des chevaux (javarts cutanés).

Les abris seront suffisamment profonds pour qu'il existe un *passage derrière les chevaux*. On ménagera aussi un *espace* assez large et sec *pour les fourrages*, qu'on ne placera jamais dans un passage.

En cas de déplacements, emporter les abris démontables, qui sont légers, les bâches, et en général tout ce qui n'est ni trop lourd, ni trop encombrant.

Aménager le *sol* en pente légère, l'écoulement se faisant vers les membres postérieurs, et l'assainir au moyen de pierres, crasse de mines, de hauts fourneaux, briques concassées, etc., de rigoles. Rejeter la marne.

D'octobre à avril, tous les chevaux sans exception doivent être logés ou abrités.

3º Bivouac.

Former le bivouac entre deux rangées de caissons, les cordes fixées aux roues, s'il doit être passager.

L'installer au moyen de piquets, s'il doit être durable, sous un couvert d'arbres de préférence, qui protège les chevaux contre le froid de la nuit et les tient en meilleur état.

Le bivouac est changé de place toutes les fois que le sol devient fangeux. Établir des rigoles si c'est nécessaire.

4º Infirmerie vétérinaire.

Une écurie ou un abri confortable d'une dizaine de places est réservé pour les grands malades ou les grands blessés, les chevaux à coliques, les pneumoniques, etc.

Propreté. — Les cantonnements, abris, bivouacs, sont tenus dans le plus grand état de propreté ; les fumiers sont enlevés journellement et éloignés à bonne distance, autant par mesure d'hygiène que pour désencombrer les lieux.

B. — **Alimentation en campagne** (*B. O.*, vol. 94 *bis*).

1° **Composition de la ration de fourrages**
(Tarif de 1894).

DÉSIGNATION DES RATIONS.	EN GUERRE.		
	Foin.	Avoine. minima.	Avoine. normale.
Intérieur.			
Ration exceptionnelle......	6 »	7 »	7,50
Ration I....................	4 »	5,90	6,65
Ration II...................	3,85	5,75	6,45
Ration III..................	3,50	5,50	6,15
Ration IV..................	3 »	5 »	5,35
Ration V (mulets).........	3,40	4,90	5,50
Algérie, Tunisie. Maroc.			Orge.
Ration VI	3 »	4,50	4,50

(Voir, pour les parties prenantes, le tableau suivant.)

Intérieur.

En guerre. — Le taux de la ration normale d'avoine sera perçu sur un ordre du commandement partout où les ressources locales permettront de se procurer sur place les quantités nécessaires ; chaque fois qu'on sera obligé de faire vivre les chevaux exclusivement sur l'avoine des trains et convois, la ration minimum sera seule perçue.

En chemin de fer. — La ration pour tous les chevaux et mulets est composée de 5 kilogrammes de foin et 2 kilogrammes d'avoine (intérieur) ou d'orge (Algérie, Tunisie, Maroc). Cette disposition ne s'applique qu'au cas où la durée du transport en chemin de fer est d'au moins vingt-quatre heures.

En mer. — La ration uniforme pour tous les chevaux et mulets est composée de 5 kilogrammes de foin et 2 kilogrammes d'avoine (intérieur) ou d'orge (Algérie, Tunisie, Maroc), 1^{kg},500 de farine d'orge, 0^{kg},500 de son et 15 litres d'eau. Cette quantité d'eau est portée à 20 litres quand les chaleurs sont très fortes et à 30 litres au cours des traversées dans les mers tropicales.

Chevaux de race arabe ou corse stationnés en Corse. — La ration de grains est fixée uniformément à 4 kilogrammes.

Algérie, Tunisie, Maroc.

a. Les chevaux de race française perçoivent les rations prévues pour l'intérieur.

b. Il est alloué dans toutes les positions un supplément de 0^{kg},125 d'orge ou d'avoine par cheval et par jour à tous les chevaux de race arabe.

DÉSIGNATION DES PARTIES PRENANTES.
Ration exceptionnelle 8 février 1915 (*B. O., P. P.*, n° 3).	Artillerie lourde (chevaux de gros trait).
Ration I.	Cuirassiers, y compris les équipages régimentaires. Artillerie attachée aux divisions de cavalerie. Artillerie lourde (chevaux autres que ceux de gros trait) (1). Génie (chevaux de trait des sapeurs aérostiers). Officiers employés dans le service d'état-major.
Ration II.	Artillerie de campagne et de montagne, artillerie coloniale. Génie (compagnie de sapeurs non conducteurs). Train des équipages, transports auxiliaires.
Ration III.	Dragons, y compris les équipages régimentaires. Infanterie métropolitaine et coloniale (chevaux de trait et de bât).
Ration IV	Chasseurs, hussards, y compris les équipages régimentaires. Gendarmerie, mulets de toute taille en service dans les batteries montées de l'artillerie coloniale.
Ration V	Mulets de toute provenance (intérieur) autres que ceux en service dans les batteries montées d'artillerie coloniale.
Ration VI (*Algérie, Tunisie, Maroc*)	Chevaux de toutes armes et services (excepté les chevaux de race française). Mulets de toutes provenances.

(1) La ration exceptionnelle ne peut être allouée à aucune autre catégorie de chevaux.

NOTA. — Les catégories d'officiers énumérées ci-dessous perçoivent pour leurs chevaux la ration de l'arme d'origine de ces chevaux. Lorsque ces derniers proviennent du commerce, leur classe est déterminée par la commission de remonte qui en a effectué l'achat ; ils ne pourront être classés que dans l'artillerie, la cavalerie de ligne ou la cavalerie légère, à l'exclusion des cuirassiers ; mention de ce classement est faite sur le livret matricule du cheval :

Officiers généraux, colonel commandant une brigade par intérim ;

Officiers de tous grades de l'infanterie métropolitaine et coloniale ;

Officiers des régiments d'artillerie à pied ;

Officiers et vétérinaires des établissements de remonte ;

Fonctionnaires de l'intendance de tous grades ;

Officiers de tous grades du service de santé (en dehors des corps de troupe) ;

Vétérinaires de tous grades (en dehors des corps de troupe) ;

Officiers d'administration de tous grades et de tous services ;

Fonctionnaires et agents du Trésor, postes et télégraphes militaires ;

Aumôniers.

Les officiers qui, au moment de la mobilisation, sont affectés au service d'état-major ou des corps de troupe, perçoivent pour leurs chevaux la ration prévue pour les chevaux d'officiers employés dans le service d'état-major ou pour les chevaux de leur corps d'affectation.

2º **Substitutions.**

A. — **Substitutions normales.**

BASES DES SUBSTITUTIONS.

1º *Orge en remplacement d'avoine.*

Orge : un dixième du poids en sus. — *Nota* : L'orge ne doit pas, à l'intérieur, excéder le cinquième de la ration de grains.

2º *Avoine en remplacement d'orge* (Algérie, Tunisie, Maroc).

L'avoine peut être substituée à l'orge pour tous les chevaux d'origine française stationnés dans l'Afrique du Nord, dans les proportions que jugeront convenables les chefs de corps, après avis motivé du vétérinaire chef de service.

Cette substitution est autorisée dans la proportion de moitié pour les chevaux de race barbe et les mulets stationnés dans l'Afrique du Nord.

3º *Fourrages artificiels en remplacement de foin.*

Luzerne (première et deuxième coupes), poids pour poids.
Sainfoin (première coupe), poids pour poids.
La luzerne peut être substituée à *la moitié* de la ration de foin, sauf pendant les mois de mai, juin et juillet.
Le sainfoin peut être substitué au *tiers* de la ration de foin, sauf pendant les mois d'avril, mai, juin, juillet, août.
Toutefois, en cas de nécessité, la luzerne et le sainfoin pourront remplacer le foin en totalité.

4º *Paille ou grains en remplacement de foin.*

Paille (froment, avoine, orge, seigle) : double du poids de foin.
Avoine ou grains : moitié du poids de foin.

5º *Paille d'avoine* (Algérie, Tunisie, Maroc).

La substitution de la paille d'avoine à la paille de froment est autorisée en Algérie, Tunisie et Maroc, dans la proportion de moitié de la ration.

6° *Denrées diverses* (réservées exclusivement aux chevaux malades et convalescents).

Son amélioré. — Moitié en sus de l'avoine.

Farine d'orge. — 8/10 du poids de l'avoine.

Carottes. — Six fois le poids de l'avoine, trois fois le poids du foin, deux fois le poids de la paille. La consommation de carottes est limitée à 3 kilogrammes par cheval et par jour.

Paille (infirmerie vétérinaire). — 4 kilogrammes pour 1 kilogramme d'avoine.

Lait, produits sucrés et mélassés. — Ces derniers sont consommés, de préférence, pendant la période du 1er octobre au 31 mars. Ils sont substitués, prix pour prix, à l'avoine, dans la proportion maxima de 1 kilogramme de cette dernière. Ils doivent fournir, au minimum, 25 p. 100 de sucre et, au maximum, 10 p. 100 de sels minéraux.

7° *Fourrages verts* (réservés exclusivement aux jeunes chevaux et aux chevaux malades et convalescents).

La ration de vert, uniforme pour tous les chevaux soumis au régime, se compose de 45 kilogrammes de vert, 2kg,800 de paille et 2kg,500 d'avoine.

B. — Substitutions pouvant être réalisées en cas de nécessité.

A titre d'indication, les parties prenantes pourront en faire état pour entretenir leurs chevaux pendant quelques jours, lorsque toutes autres ressources feront défaut.

a. Graines.

Blé. — Très riche. — Ration : 3 kilogrammes seul ou 1kg,500 d'avoine et 1kg,500 de blé. — Préparation : mélanger avec paille hachée. A défaut, distribuer après macération. — Inconvénients : fourbures et coliques.

Maïs. — Ration : peut remplacer la totalité de l'avoine. — Préparation : grossièrement concassé. — Inconvénients : néant.

Sarrasin. — Indigeste en raison de la dureté de son écorce. — Ration : 3 kilogrammes. — Préparation : macéré. — Inconvénients : démangeaisons à la longue, sans gravité.

Seigle. — Valeur de l'avoine ; moins bien digéré en raison de sa dureté. — Ration : 3 kilogrammes. — Préparation : cuit de préférence. — Inconvénients : doit être consommé dans les vingt-quatre heures en raison de sa fermentation rapide.

Féveroles, fèves. — Très riches, plus reconstituantes que l'avoine. — Ration : moitié de la ration d'avoine. — Préparation : féveroles entières ; fèves grossièrement concassées. — Inconvénients : aucun, quand la consommation n'est pas prolongée.

b. *Céréales en gerbes* (blé, seigle, orge, avoine).

Ration : 12 à 15 kilogrammes selon l'arme.

c. *Son, farines, pains.*

Son. — Le son de toutes les graines peut être employé. — Ration : 9 kilogrammes. — Préparation : en barbotages clairs ou son frisé. — Inconvénients : néant, si on porte à quatre le nombre des repas.

Farines. — Toutes. — Ration : de blé, 4 kilogrammes ; d'orge ou de maïs, 5 kilogrammes. — Préparation : barbotages épais. — Inconvénients : aucun.

Pains. — De blé, seigle, gruau, de guerre. — Ration : 6 à 7 kilogrammes. — Préparation : découpés en petits morceaux. — Inconvénients : aucun.

d. *Racines et tubercules.*

Toutes les racines et tous les tubercules (carottes, panais, choux, raves, betteraves, pommes de terre, topinambours, etc.). — Ration : 30 kilogrammes. — Préparation : découpés en petits morceaux. — Inconvénients : aucun.

e. *Tourteaux.*

De lin, de noix, colza. — Ration : 3 kilogrammes. — Préparation : concassés. — Inconvénients : nuls, si les tourteaux ne sont pas altérés. — Les mélanger avec d'autres denrées dans la proportion du tiers ou de moitié.

f. *Fourrages.*

Foin. — Seul (en cas de disette) : 12 à 15 kilogrammes par jour sont nécessaires à un cheval.

Paille. — Seule : 25 kilogrammes.

Fourrages verts. — Artificiels ou naturels. — Ration : seuls, 40 à 50 kilogrammes. — Un hectare suffit pour la journée de 180 chevaux.

Feuilles, algues, écorces d'arbres, toitures de chaume. — Les feuilles de vigne, de chêne, de hêtre, d'acacia, de noisetier, d'orme, de peuplier, de saule, algues lavées dans l'eau douce, toutes les écorces d'arbres et les toitures de chaume peuvent être, sans inconvénient, distribuées à discrétion.

g. Eau.

La ration d'eau doit être augmentée à mesure que les aliments deviennent moins nutritifs et plus indigestes. L'eau soutient le cheval et le met en état de résister à une abstinence relative. En cas de disette, la quantité journalière d'eau peut être réduite à 15 litres, distribués en une seule fois.

3° Ration réglementaire et ration provenant du ravitaillement quotidien (R. Q.).

La ration réglementaire de foin n'est pas fournie intégralement aux corps. Par suite des difficultés du transport, le R. Q. n'amène de l'arrière que $2^{kg},500$ de foin environ par cheval (1).

Cet apport étant insuffisant, il appartient aux corps, lorsque le complément n'est pas produit par les approvisionnements locaux de l'Intendance, d'ACHETER DIRECTEMENT DES FOURRAGES OU DENRÉES DE SUBSTITUTION DANS LE PAYS POUR PARFAIRE LE TAUX DE LA RATION NORMALE (33e C. A., n° 3790/1, 8 décembre 1914) (2).

---

(1) $3^{kg},500$ à partir du 1er août.

(2) *Exemple d'établissement d'une ration R. Q. en fourrages.* — Si le R. Q. fournit : foin, $2^{kg},500$, et si, d'autre part, on touche 1 kilogramme de paille, la ration ainsi perçue ressort en foin à 2.500 + 0,500 = 3 kilogrammes, puisque 2 de paille = 1 de foin. Il reste donc à acheter dans le pays 0.850 de foin par cheval et par jour, ou 1,700 de paille, ou toute autre denrée de complément d'après l'équivalence des substitutions.

5° **Distribution de la ration.**

La *ration d'avoine* doit être donnée exclusivement dans des *musettes-mangeoires* ou dans des *mangeoires ordinaires* en bois, soit qu'on trouve ces dernières tout installées, soit qu'on en fasse fabriquer, soit qu'on les demande au génie (indiquer en mètres les quantités nécessaires).

Il ne sera pas toléré qu'un cheval consomme son avoine à terre, voire même sur un sac.

Les musettes sont réparées ou confectionnées dans les unités, demandées au service de l'artillerie voir *Demandes de matériel*, en tout cas renouvelées toutes les fois que leur état l'exige.

Le *foin* est donné à terre, si le sol le permet. Dans le cas contraire, on fabriquera des *claies* pour le protéger de la boue, des *caisses*, voire même des *râteliers* : échelles placées horizontalement, râteliers faits avec des montants de bois réunis de place en place par du fil de fer, celui des balles de foin pressé.

C. — **Abreuvement.**

C'est un facteur principal du bon entretien des chevaux.

Ils doivent trouver l'eau en abondance et pouvoir tremper la tête jusqu'à la commissure des lèvres. Ce n'est qu'à ces conditions que l'abreuvement est complet.

a. L'eau sera de *source*, de *rivière*, de *puits*, et de *mare* seulement en cas d'absolue nécessité.

b. Elle sera prise *dans des abreuvoirs publics* ; *en rivière*, à gué ; *dans des abreuvoirs de fortune*, aménagés en pratiquant un barrage sur le cours d'un ruisselet ; *dans des auges en bois* ou, de préférence à cause de leur plus grande capacité, *dans des auges en toile goudronnée* que fournit le génie et qu'on installe sur le bord d'une rivière, aux abords d'un puits ou d'une mare, etc. ; *dans des baquets larges*, qu'on trouve partout en sciant des tonneaux par le milieu.

c. L'alimentation des abreuvoirs improvisés se fait *directement*, s'il est possible d'y amener par le seul effet de la pente l'eau d'une source ou d'un ruisseau ;

au moyen de pompes, que fournit le génie ;

au moyen d'hommes munis de seaux et faisant la chaîne;

au moyen de tonneaux de 250, 500 ou 1 000 litres ; *d'arroseuses* du service vicinal ; qui transportent l'eau d'une rivière ou d'un réservoir dans les abreuvoirs d'un cantonnement ou d'un bivouac. Ce système est employé ; il est utile quand les chevaux ne peuvent quitter leurs cantonnements ou leurs bivouacs, ou que les abreuvoirs ordinaires sont trop éloignés pour que les chevaux puissent s'y rendre deux fois.

d. Le service du génie installe des *filtres pour l'eau de mare* et fore des *puits artésiens* pour l'abreuvement des chevaux et mulets.

e. Rejeter dans la mesure du possible l'*abreuvement à même la mare*; *au seau*, même avec l'eau de source, de rivière ou de puits ; et donner la préférence, à moins de moyens plus commodes, à l'abreuvement à la rivière, dût-on imposer aux chevaux un surcroît de travail de 10 à 12 kilomètres.

Les abreuvoirs alimentés par des pompes donnent le maximum de rendement si on a le soin de faire qu'ils soient pleins avant l'arrivée d'une troupe. Pour cela, il suffit que la troupe qui s'en va fasse le plein pour la troupe qui vient.

Faire boire au moins deux fois par jour.

f. Eau de sources et puits se trouvant dans un territoire conquis sur l'ennemi. En interdire absolument l'emploi pour l'homme et les animaux, tant que le résultat d'une analyse n'aura pas été porté à la connaissance du commandement (n° 1241/D. A., 24 juin 1915).

Hygiène des chevaux maigres. — Les isoler pour qu'ils mangent toute leur ration, qu'on augmentera au besoin au détriment de celle des chevaux qui s'entretiennent facilement. Répartir la ration en un plus grand nombre de repas :

le premier de très bonne heure, le dernier tard le soir.

Abreuver trois ou quatre fois au lieu de deux.

Les ménager. Les loger ou les abriter chaudement.

Passer les dents au rabot odontriteur. La D. S. V. tient cet instrument à la disposition des corps qui n'en sont pas pourvus.

D. — Pansage et tonte.

Le *pansage* joue un grand rôle dans l'entretien du cheval et la prophylaxie des maladies de peau, la gale notamment.

C'est le seul remède contre les poux.

Le renouvellement des effets de pansage (voir *Demandes de matériel*) sera prévu suffisamment à temps pour que les chevaux ne manquent jamais des soins de la peau.

Le pansage est fait dehors, dans la mesure du possible.

La brosse en soie est remplacée dans le paquetage de campagne du cavalier par la brosse en chiendent et piazzava connue sous le nom de « bouchon » (D. M. 691 4/2, 7 avril 1915).

La *tonte* ne sera pratiquée que sur un ordre supérieur ou en cas d'absolue nécessité : gale ou herpès envahissant.

Les poils en résultant seront alors toujours brûlés.

Les chevaux de trait auront la *crinière rasée* et la queue bien dégagée à la base (X^e armée, 870 S., 29 juin 1915).

Voir, pour les demandes de tondeuses, la *Nomenclature du matériel chirurgical du service vétérinaire*.

E. — Ferrure (1).

Les vétérinaires veilleront à l'entretien de la ferrure comme à son application.

a. **L'entretien** concerne le renouvellement, qui est fait toutes les fois que la chose est utile, une fois tous les trente jours en moyenne.

(1) Régime de la *ferrure à gestion directe* (voir *Addenda*, p. 41).

En temps de paix, le commandement en est responsable. L'expérience de la campagne a montré que la situation en avant du commandement rendait la surveillance de la ferrure difficile. En tout cas, le vétérinaire se rendra utile en portant son attention sur ce point comme sur le suivant.

b. **L'application** de la ferrure se rapporte aux règles de la ferrure. Les vétérinaires en sont seuls responsables.

c. **Ferrures reçues de l'arrière, à charge de remboursement par les abonnataires.** — Les nécessités de la campagne ont fait mettre en service des *ferrures mécaniques*, d'une conformation parfois vicieuse et généralement trop légères, tant par manque de couverture que d'épaisseur. Il y a lieu de les réserver pour les chevaux qui fatiguent le moins et pour les pieds les meilleurs. Il a été constaté en effet que bien des cas de fourbure ou de fatigue n'ont pas d'autres causes.

En aucun cas, ces ferrures ne seront refusées. Les maréchaux leur feront subir, le cas échéant, les transformations nécessaires (2533/D. A, 30 juin 1915).

Lorsqu'elles s'éloignent trop du type réglementaire, les corps peuvent demander au profit de l'abonnataire une réduction du prix ministériel (voir ci-dessous).

d. **Ferrures forgées par les abonnataires.** — Profiter des périodes de stationnement pour fabriquer des ferrures conformes au modèle réglementaire, et des ferrures exceptionnelles nécessaires aux pieds à conformation vicieuse.

RÈGLE. — *Ferrer les pieds sensibles avec des ferrures lourdes, c'est-à-dire couvertes et épaisses, et les bons pieds avec des ferrures légères.*

e. **Ferrure à glace.** — Est appliquée en principe à partir du 1ᵉʳ novembre, au fur et à mesure de l'usure et du remplacement de la ferrure d'été. Elle cesse le 31 mars.

En conséquence, les demandes de ferrures mortaisées, de crampons et de clefs, devront être faites au moins un mois à l'avance.

En cas de nécessité, il doit être procédé au mortaisage

des fers par les abonnataires qui sont pourvus, en campagne, au compte de la masse de harnachement et à charge de son entretien et de son remplacement, de l'outillage suivant :

1° Deux poinçons (peuvent être fabriqués ou réparés par les maréchaux);

2° Quatre tarauds, du modèle taraud alésoir, auxquels ils ajoutent, en le fabriquant eux-mêmes, un tourne-à-gauche.

Clefs. — Il est rappelé que les étriers de cavalerie permettent de visser les crampons.

Clous à glace. — Si l'on manque de crampons, on préviendra les glissades en remplaçant les vieux clous, soit par des clous neufs, soit par des clous à glace qu'on trouve dans le commerce ou que les maréchaux peuvent faire au moyen de clous ordinaires : choisir un clou de grande dimension, aplatir la tête de manière à obtenir une arête à coupe triangulaire. Quand le clou est mis en place, dans les dernières étampures, l'arête doit être perpendiculaire aux deux rives du fer.

f. **Pointures des fers.** — Sont indiquées par des chiffres qui représentent la longueur en centimètres de la rive externe du fer, mesurée d'une éponge à l'autre, en passant par la pince.

g. **Numéros des clous.** — Chiffres représentant en millimètres la hauteur de la tête, du collet à la frappe et, conséquemment, l'épaisseur du fer auquel le clou s'adapte le mieux.

Nombre approximatif des clous blancs au kilogramme.

7.	8.	9.	10.	11.	12.	13.	14	15.
640	490	370	300	240	190	155	140	125

h. **Demandes à l'arrière des ferrures,** crampons, clefs, etc. (voir *Demandes de matériel*).

i. **Prix de cession des ferrures** aux abonnataires. — 1° Ferrure mortaisée (ferrure complète, ajustée, taraudée et pourvue de pinçons — 4 fers et 40 clous — pour cheval et mulet). 2 francs.

Fer isolé pour cheval ou mulet................ 0 fr. 45
Clous à ferrer (le kilogramme)................ 0 fr. 70
Crampons à glace (la pièce).................. 0 fr. 02

Il est unique pour toutes les ferrures et subdivisions d'armes (D. M., 7 novembre 1914, 72 740 2/3).

2° Ferrure non mortaisée................... 1 fr. 75
pour toutes les ferrures sans distinction, sauf pour celles de provenance américaine qui sont facilement reconnaissables à la rainure d'étampure.

Prix de ces dernières...................... 1 fr. 50
(D. M. 53 389 2/3, 30 avril 1915).

j. **Diminution de prix des ferrures défectueuses, non réglementaires, provenant des approvisionnements de l'artillerie.** — Elles sont examinées par le vétérinaire chef de service du corps, qui apprécie s'il y a lieu de demander une réduction du prix réglementaire de cession.

Dans le cas de l'affirmative, le corps provoquera la réunion de la commission qui sera composée :

Du sous-intendant militaire ;

D'un représentant du corps ;

D'un représentant du comptable expéditeur.

Si le corps se trouve à proximité du P. A., le représentant de l'expéditeur devrait être autant que possible un officier de cette formation, le service de l'artillerie étant le service livrancier.

Le vétérinaire soumet ses propositions à cette commission qui établit un procès-verbal relatant les critiques faites et fixant la valeur réelle des ferrures.

Une expédition est transmise par le corps au comptable expéditeur et un compte rendu est adressé au général D. E. S.

Le remboursement par les maréchaux abonnataires a lieu au prix arrêté par la commission (X° armée, 1790, 23 février 1915).

k. **Charbon.** — Les abonnataires et les corps l'achèteront autant que possible sur place.

F. — Teinture des chevaux blancs ou gris.

Solution de permanganate de potasse industriel à raison de 50 grammes par litre d'eau.

La solution est faite à chaud. Le sel n'est pas plongé dans un récipient d'eau chaude, mais, au contraire, l'eau est versée lentement et presque goutte à goutte sur la quantité de sel préparée. La solution est appliquée avec une brosse, en prenant soin de la bien faire pénétrer dans le poil.

Il faut environ 3 litres de teinture pour un cheval.

Les mains et les objets souillés par le permanganate sont facilement nettoyés par une solution de bisulfite de soude à 10 ou 20 p. 100.

Toutefois, la solution de permanganate étant légèrement corrosive pour la peau humaine, il faut éviter qu'elle se répande sur les mains.

G. — Examen des viandes et des voitures à viandes.

a. **Inspection.** — Un vétérinaire doit toujours examiner la viande abattue. La viande réfrigérée ou conservée à court terme doit en outre être examinée au moment de la livraison.

b. **Transport de la viande.** — Les véhicules servant à transporter et les paniers contenant la viande doivent être lavés chaque jour à grande eau ; après quoi, pendant les fortes chaleurs, on passe sur les parois une solution d'eau de Javel au 1/20 (X^e armée, 971, 16 janvier 1915).

Pendant les chaleurs, la toiture sera revêtue de paillassons épais et fixés à demeure (27837/X, 16 juin 1915).

En période de marche, les corps dotés de cuisines roulantes les utiliseront pour faire subir le plus tôt possible à la viande destinée à la consommation du soir et du lendemain matin un commencement de cuisson suffisant pour arrêter toute altération. Les cuisines roulantes seront donc remplies aussitôt que vidées, c'est-à-dire la nuit ou le matin avant le départ (C. A. 33, 5372/1, 19 mai 1915).

III. — ROLE ADMINISTRATIF.

1º Évacuation des chevaux malades.

L'évacuation se fait sur des *dépôts de malades* lorsqu'il s'agit d'affections ordinaires; sur des *dépôts de galeux*, s'il s'agit de gale ou de chevaux suspects de gale.

Le *cantonnement de ces dépôts* varie. On en trouve l'indication à la deuxième partie des ordres journaliers.

En principe, et s'il s'agit d'un lot assez important de chevaux, on prévient le dépôt, si possible, par télégraphe ou téléphone. *En cas de nécessité*, les chevaux sont évacués sans avis préalable D. E. S., X^e armée, 23 mai 1915) (1).

Il est établi pour chaque lot de chevaux évacués un *état signalétique* comportant pour chaque cheval le motif de l'évacuation. Cet état accompagne les chevaux et est remis au dépôt.

Doivent être évacués les chevaux incapables de rendre des services pendant un long temps, notamment :

Les *juments pleines*, dès que l'état de gestation est confirmé (toujours procéder à un toucher rectal avant d'affirmer la gestation). Les corps n'ont pas le droit de confier directement les juments pleines à des éleveurs. Ils les évacuent sur les dépôts de chevaux malades X^e armée, 23 février 1915);

Les *chevaux épuisés*, dont on doit se débarrasser suffisamment à temps pour qu'ils puissent d'abord faire le voyage, et se rétablir ensuite;

Les *galeux* à gale généralisée et qu'il serait dangereux, au point de vue de la contamination, de garder dans un effectif;

Les chevaux atteints de *jararts cartilagineux*, même

<hr>

(1) Lorsque le trajet du cantonnement au dépôt atteint une certaine longueur, il peut être fait en deux étapes si l'état des chevaux l'exige. Les chevaux fatigués ou boiteux ne doivent pas être poussés à une allure au-dessus de leurs forces (D. E. S., X^e, 10682, 17 novembre 1914).

s'ils ne boitent pas encore, l'opération étant seule susceptible d'amener une guérison :

Etc.

Par contre, *ne doivent pas être évacués* les chevaux trop boiteux ou trop malades et qui ne pourraient supporter les fatigues de la route.

2° Chevaux malades à laisser aux municipalités.

Lorsque des chevaux malades ne peuvent suivre les colonnes et qu'ils ne sont pas en état d'être évacués, ils sont laissés aux municipalités, qui les confient pour les soins à des agriculteurs sérieux et habitués aux chevaux.

Pièce à établir. — Un état mentionnant le corps (avec le S. P.) qui fait l'abandon, l'état signalétique du cheval, le motif et la date de l'abandon, est remis au maire en même temps que le cheval. Un reçu du cheval est demandé au maire.

Visite décadaire. — Lorsque le déplacement de l'unité qui a fait l'abandon ne dépasse pas une quinzaine de kilomètres, le vétérinaire doit visiter le cheval *tous les dix jours* et prendre au moment opportun toute mesure qu'impose une économie bien entendue : retour du cheval à son corps, évacuation sur un dépôt, abatage.

Rendus comptes à adresser au vétérinaire directeur. — Tout cheval malade laissé à l'arrière donnera lieu, de la part du vétérinaire, à un rendu compte (comportant le signalement du cheval, le motif de l'abandon, la localité où s'est fait l'abandon, et, s'il y a lieu, l'état du cheval au moment de la visite décadaire) :

a. Au moment de l'abandon ;

b. Tous les dix jours, lorsque le cheval ne sera pas éloigné de plus de 15 kilomètres du nouveau cantonnement ;

Et, dans ce dernier cas :

c. Au moment où le cheval sera *repris* par le corps, *évacué* par les soins du corps, ou *abattu* par le vétérinaire du corps qui a fait l'abandon.

En arrivant dans un cantonnement nouveau, le **vétérinaire** s'informe à la mairie des chevaux ou mulets malades abandonnés par d'autres corps, les visite, leur donne ses soins s'il y a lieu, et rend compte au vétérinaire directeur quand ils sont en état de réintégrer leurs corps, d'être évacués sur un dépôt ou quand il y a nécessité de les abattre.

3° **Juments poulinières.**

Les corps n'ont pas le droit de confier directement les juments pleines à des éleveurs. Ils les évacuent sur les dépôts de chevaux malades (X° armée, 23 février 1915).

Des juments poulinières ayant été mises en dépôt dans la zone des armées, contrairement aux prescriptions, les corps les feront reprendre après avortement ou après sevrage (6480/D. A., 29 mai 1915).

Le sevrage a généralement lieu au bout de cinq à six mois.

Ces juments ne seront remises en service qu'après qu'elles auront été l'objet de soins spéciaux, consistant en un entrainement progressif au travail et à l'alimentation en avoine qui demandera environ un mois.

4° **Réforme des chevaux.**

Les corps de troupe ne prononcent pas directement la réforme.

Ils évacuent sur le dépôt de chevaux malades leurs chevaux à réformer, accompagnés d'un état indiquant succinctement les causes de la proposition de réforme (2102/D. A., 4 mai 1915).

Chevaux mis en dépôt chez des cultivateurs. — Il n'est mis en dépôt chez des cultivateurs que des chevaux réformés provenant des dépôts de chevaux malades (Circ. 9 208 du 20 octobre 1914). Ces chevaux, qui restent la propriété de l'État, ne sont en réalité qu'*en instance de réforme*. Ils continuent à figurer sur les contrôles des dépôts de chevaux

malades et peuvent être repris si l'intérêt de l'armée l'exige
(2101/D. A., 4 mai 1915).

Les corps n'ont donc pas le droit de mettre directement
des chevaux en dépôt.

5° Mort et abatage des chevaux.

S'il ne peut en référer de suite au commandement, le
vétérinaire doit prendre la responsabilité d'abattre un cheval lorsque cet acte est justifié économiquement.

Tout cheval reconnu morveux ou atteint de fracture est
abattu sans délai.

**Procès-verbaux de mort et d'abatage. Rapports d'au-
topsie.** — Les *procès-verbaux* de mort et d'abatage sont
établis par les soins des batteries, des escadrons ou des
compagnies.

Le vétérinaire les signe après y avoir indiqué la cause
de la mort ou de l'abatage.

Les *rapports d'autopsie* sont rédigés par les vétérinaires
et transmis au vétérinaire directeur en même temps que le
rapport mensuel.

L'*autopsie* des animaux morts et abattus sera pratiquée
toutes les fois qu'il n'y aura pas d'impossibilité.

En outre de la recherche des causes, l'autopsie doit être
l'occasion de pratiquer un sondage des voies respiratoires,
lieu d'élection des lésions morveuses. Le vétérinaire com-
prendra toute l'importance sanitaire de ce moyen d'investi-
gation.

6° Vente pour la boucherie des chevaux atteints de fracture.

Toutes les fois qu'on en trouvera l'occasion, les chevaux
atteints de fracture seront vendus pour la boucherie.

En cas de disette de viande dans la population civile (réfugiés
de passage), ils seront remis à l'autorité municipale, au prévôt
ou au commandant de la force publique. Cette autorité fera distribuer la viande (824/1 du 33ᵉ C. A., 21 octobre 1914).

Dans tous les cas, la viande ne sera livrée à la consommation qu'après inspection du vétérinaire du corps livrancier, à défaut du vétérinaire civil.

L'abatage aura lieu, si possible, à l'abattoir communal.

7° Demandes de médicaments et de matériel vétérinaires.

Les demandes de médicaments, matériel et matériel chirurgical, sont faites *séparément* et en *double expédition* pour chacune de ces matières.

Elles sont conformes au modèle (voir plus loin) ; elles ne doivent porter que les matières contenues dans la nomenclature (voir plus loin), lesquelles sont inscrites dans l'ordre des numéros.

Elles doivent arriver les 10 et 25 à la D. S. V.

Il est nécessaire de prévoir qu'elles ne recevront satisfaction qu'après un mois environ.

Les cantines doivent être constamment pourvues d'une réserve de *pommade antigaleuse*.

Il est délivré quelques doses de sérum antitétanique.

Les approvisionnements de l'armée ne comprennent pas de sérum antistreptococcique.

La Direction du Service vétérinaire tient à la disposition des corps, pour les besoins urgents, quelques médicaments et aussi certains instruments, notamment des rabots odontriteurs et des pinces tire-balles. Ces derniers instruments doivent être rendus après emploi.

8° Demandes de matériel divers (fers, etc.).

Sont adressées par les *corps*, au fur et à mesure des besoins, au général commandant l'artillerie du corps d'armée.

Elles sont établies sur feuilles distinctes pour les catégories ci-après :

Harnachement (musettes-mangeoires, etc.);

Ferrures, clous, crampons, clefs à crampons, etc.

Mention est faite, pour les ferrures, du numéro des pointures et du dépôt du corps.

Les demandes renouvelées, ou qui annulent et remplacent les précédentes, sont à éviter. Mais elles peuvent s'ajouter aux précédentes (9567/1 du 33e C. A.).

9° Rapport mensuel.

Il est arrêté le dernier jour du mois, visé par le chef de corps et envoyé sans retard à la D. S. V.

Il est conforme au modèle (voir plus loin).

Statistique. — Toute affection ayant nécessité l'intervention du vétérinaire doit figurer dans la statistique.

A la dénomination *Gales et teignes* on fera ressortir le chiffre des galeux, tant dans la colonne des entrés que dans celles des évacués et des restants.

Observations et renseignements. — Au verso du rapport, le vétérinaire donne les renseignements suivants :

I. — État d'entretien des chevaux. Combien de maigres et mesures prises pour améliorer leur état.

II. — Maladies contagieuses et maladies cutanées parasitaires. Préciser la maladie.

III. — Pertes par mort et abatage. Préciser la nature de la maladie ou de l'accident qui a occasionné la mort.

IV. — Évacuation. Préciser la nature de la maladie ou de l'accident qui a occasionné l'évacuation.

V. — Denrées fourragères. Qualité. Quantité par jour provenant du R. Q. Quantité achetée dans le pays.

VI. — Conditions d'abreuvement.

VII. — Propositions faites dans le mois, par écrit, au commandement, dans l'intérêt de l'hygiène des chevaux.

VIII. — Demandes et propositions diverses.

Au rapport mensuel sont joints les rapports d'autopsie.

Les vétérinaires des formations de l'A. L. adressent leurs rapports, demandes et pièces diverses, au directeur du service vétérinaire du corps d'armée dans la zone duquel ils sont cantonnés (Xe armée, 26 février 1915).

10° Récapitulation des pièces à fournir par les vétérinaires à la D. S. V.

1° *Rapport mensuel*, le dernier jour du mois ; les rapports d'autopsie y sont joints.

2° *Demandes de médicaments*, etc., les 10 et 25.

3° *Comptes rendus :*

A. — *a.* Lorsque se déclare une maladie contagieuse (morve, gale, etc.) ;

b. Après chaque malléination ;

c. Tous les dix jours, lorsqu'il s'agit de gale et jusqu'à extinction de l'affection ;

B. — *a.* Lorsque des chevaux *malades* sont laissés en arrière ;

b. Tous les dix jours, après visite, lorsque lesdits chevaux ne sont pas éloignés de plus de 15 kilomètres ;

c. Lorsque ces chevaux sont *repris, évacués* ou *abattus* par les soins du corps qui a fait l'abandon.

d. Lorsqu'il existe dans un cantonnement des chevaux étrangers abandonnés pour *maladie* et qu'ils sont en état soit de réintégrer leur corps, soit d'être évacués sur un dépôt de malades, ou qu'il y a nécessité de les abattre.

ᵉ corps d'armée.   **SERVICE VÉTÉRINAIRE**

Mois de⸺

(1)⸺ (1) Corps de troupe
ou formation.

Effectif des animaux⸺

Rapport mensuel sur l'état sanitaire des animaux.

MALADIES.	RESTANT le premier jour du mois.	ENTRÉS.	MORTS.	ABATTUS.	ÉVACUÉS.	RESTANT le dernier jour du mois.
Maladies contagieuses.						
Morve ou farcin.........						
Gourme............						
Affections typhoïdes et pneumonies contagieuses....................						
Tétanos...............						
Gales................						
Teignes...............						
Maladies internes.						
De l'appareil digestif.....						
— respiratoire.						
Surmenage et épuisement.						
Autres maladies internes.						
Maladies externes.						
Blessures de guerre......						
— de harnachement...						
— diverses.......						
Crevasses et javarts.....						
Autres maladies externes.						
Totaux........						

^e **corps d'armée.**   SERVICE VÉTÉRINAIRE.

(formation, groupe, etc.).

Effectif en chevaux :..............

ÉTAT DE DEMANDE

De.... { Médicaments (1).
{ Matériel.
{ Matériel chirurgical.

NUMÉROS.		DÉNOMINATION.	UNITÉ réglementaire.	QUANTITÉS.	OBSERVATIONS.
Sommaire.	Détaillée.				

Vu :   Aux armées, le....................

Le chef de corps.   *Le vétérinaire chef de service,*

(1) Rayer les dénominations qui ne conviennent pas.

I. — Nomenclature des médicaments.

NUMÉROS		DÉNOMINATION.	UNITÉ réglementaire.
Sommaire.	Détaillée.		
4	339	Thermomètre médical à maxima...............	Nombre.
11	176	Lampe à alcool en cristal, moyenne..........	—
12	68	Entonnoir en fer battu de 2 litres.............	—
	158	Mortier en verre de 50 centilitres.............	—
	194	Spatule pour poudre de sublimé corrosif composée.....................	—
	217	Trébuchet à levier, sensible au centigramme..	—
	219	Verre gradué de 250 grammes $\big\}$ pour eau distillée.	—
	220	— de 125 —	—
	221	— de 60 —	—
62	71	Flacon carré à ouverture large de 0^{lit},25...	—
	72	— — de 0^{lit},12...	—
	84	— — ordinaire de 0^{lit},50...	—
	85	— — — de 0^{lit},25...	—
	93	Flacon carré bouché à l'émeri de 0^{lit},12......	—
66	7	Acide borique cristallisé.....................	Kilogr.
	14	Acide picrique...............................	—
	25	Alcool à 95°.., ...	—
	27	Alcool dénaturé..............................	—
	31	Alun de potasse..............................	—
	42	Kermès par voie sèche........................	—
	49	Acide arsénieux	—
	51	Arséniate de soude...........................	—
	69	Bleu de méthylène pur........................	—
	91	Chloral hydraté..............................	—
	94	Cire jaune...................................	—
	100	Collodion..................,.................	—
	109	Crayons d'azotate d'argent...................	—
	112	Crésyl.......................................	—
	115	Sulfate de cuivre............................	—
	122	Eau distillée................................	—
	125	Eau oxygénée chirurgicale....................	—
	141	Essence de térébenthine......................	—
	143	Éther éthylique..............................	—
	161	Sulfate de fer du commerce	—
	165	Formol......................................	—
	175	Glycérine...................................	—
	180	Goudron de bois.............................	—
	190	Huile d'arachide.............................	—
	220	Semences de lin.............................	—
	234	Bichlorure de mercure.......................	—
	235	Calomel.....................................	—
	237	Biiodure de mercure.........................	—
	250	Onguent vésicatoire vétérinaire...............	—

I. — **Nomenclature des médicaments** (*suite*).

NUMÉROS		DÉNOMINATION.	UNITÉ réglementaire.
Sommaire.	Détaillée.		
66	275	Sous-acétate de plomb liquide................	Kilogr.
	283	Pommade mercurielle........................	—
	287	Azotate de potasse.,........................	—
	290	Carbonate de potasse........................	—
	293	Iodure de potassium	—
	294	Permanganate de potasse.,...................	—
	296	Savon mou de potasse.......................	—
	298	Poudre astringente de Knaup.................	—
	302	Poudre de camphre.........................	—
	305	— de charbon végétal...................	—
	315	— de moutarde déshuilée................	—
	320	— de réglisse.......................	—
	322	— de sublimé corrosif composée........	—
	339	Salol.....................................	—
	356	Bicarbonate de soude (cristaux)..............	—
	360	Carbonate de soude.........................	—
	369	Salicylate de soude.........................	—
	370	Savon blanc...............................	—
	374	Sulfate de soude...........................	—
	384	Soufre sublimé..............................	—
	387	Sulfate de strychnine.......................	—
	391	Talc en poudre.............................	—
	393	Teinture d'aconit...........................	—
	400	— de cantharides...................	—
	408	— d'iode......................	—
	411	— d'opium.....................	—
	430	Vaseline (jaune ou blanche).................	—
	444	Oxyde de zinc.............................	—
	447	Sulfate de zinc.............................	—
	A	Extrait concentré de Javel...................	—
	B	Mélasse...................................	—
	C	Pommade antigaleuse.......................	—
	D	Vinaigre..................................	—
	E	Chlorure de zinc liquide.....................	—
67	4	Ampoule de cacodylate de soude (vétérinaire)..	—
	12	— de morphine.......................	—
	10ª	Crins de Florence stérilisés (flacon de)........	Nombre.
	36ª	Soie tressée stérilisée (bobine de).............	—
	A	Boîte complète de 12 ampoules vétérinaires...	—
	B	Boîte d'alcool solidifié avec pain de rechange..	—
70	5	Bouchon de liège, grand.....................	—
	6	— petit..................	—
	12	Etiquettes diverses.........................	—

II. — Nomenclature du matériel.

NUMÉROS		DÉNOMINATION.	UNITÉ réglementaire.
Sommaire.	Détaillée.		
4	281	Rasoir ordinaire avec manche métallique......	Nombre.
5	17	Cuvette à pansement en fer battu étamé, grande....................................	—
	18	Cuvette à pansement en fer battu étamé, petite....................................	—
	23	Irrigateur pour pansements et lavages de plaies (3 litres)........................	—
15	29	Sarrau de médecin pour visite.............	—
16	6	Serviette en coton pour la toilette..........	—
	7	Torchon	—
54	15	Toile de coton de 0^m,90 de large	Mètre.
74		Bande roulée en coton tissu fin..........	Nombre.
	41^1	Coton hydrophile (p. de 250)................	—
	41^2	— (p. de 125)................	—
	52	Epingles à pansements (le cent).............	—
	55	— de sûreté (la boîte de 12)...........	—
	71	Gaze à pansements non apprêtée (paquet de 10).	—
	A	Seringue en étain de 1 litre............... ...	—
75	3	Ruban de fil de 5 centimètres de large........	Kilogr.
84	14	Fil à coudre bis, gros, en écheveau..........	—
	A	Corde à tord-nez...........................	—

III. — Nomenclature du matériel chirurgical vétérinaire.

Sommaire.	Détaillée.	DÉNOMINATION.	Sommaire.	Détaillée.	DÉNOMINATION.
VII		Caisse d'ambulance vétérinaire d'infanterie 1912.	10	33	Flamme à 2 lames.
II	5	Cantine d'ambulance vétérinaire, modèle 1887-1912.		41	Pince à forcipressure.
		Sacoche d'ambulance vétérinaire cavalerie, modèle 1903-1910.		42	Pince à ressorts à griffes.
		Sac d'ambulance vétérinaire infanterie, modèle 1913.		46	Porte-nitrate.
		Trousse de chirurgie garnie, modèle 1887-1912.		47	Rabot odontriteur.
				48	Râpe angulaire.
		Instruments de chirurgie isolés, modèle 1898.		49	Rénette. à grosse gorge.
				50	à petite gorge.
10	1	Aiguille à bourdonnets.		55	Seringue Pravaz de 10 grammes.
	2	Aiguille à sétons en 3 pièces.		57	Seringue en métal de 15 grammes.
	3	Aiguille à sutures variées.		58	Sonde cannelée à spatule.
	5	Aiguille pour seringue Pravaz.		59	Sonde en plomb.
	8	Bistouri boutonné.		60	Sonde en S à lame.
	9	Bistouri convexe.		63	Ténotome courbe.
	10	Bistouri droit.		64	Ténotome droit.
	16	Ciseaux (paire de) courbes sur le plat.		68	Trocart pour ponctions.
	17	Ciseaux (paire de) droits.		70	Trousse en cuir, vide, modèle 1887 modifié.
	21	Couteau à autopsie, grand.			Tondeuse mécanique..... Avec peignes de rechange.
	22	Couteau à autopsie, petit.			Tondeuse à main..
	23	Curette de Volk- Grande.			Seringue à injection hypodermique de 1 gramme graduée au 1/10.
	24	mann......... Petite.			Aiguilles de rechange pour seringue hypodermique de 1 gramme.
	27	Erigne.. simple.			Tire-balles.
	28	double.			
	29	plate.			
	30	Feuille de sauge... à droite.			
	31	double.			
	32	à gauche.			

ADDENDA

Régime de la ferrure à gestion directe (Circul. du 9 juillet 1915. — *B. O.*, P. P., n° 26, 26 juillet 1915, p. 424). — *Résumé :*

Matières premières (fer et charbon), objets confectionnés (ferrures, clous, crampons, sacoches, etc.) et outillage nécessaire, sont fournis par les corps aux maîtres maréchaux ferrants chargés de la ferrure.

Il est attribué à ceux-ci une prime mensuelle de 0 fr. 60 par mois et par cheval de l'effectif moyen, jusqu'à 100 chevaux ; 0 fr. 20 pour chaque cheval au-dessus de 100 et jusqu'à 300. Le nombre des animaux à confier pour la ferrure à un même maître maréchal ne dépassera pas 300. Les quatre cinquièmes de la somme obtenue d'après ces bases seront acquis de droit au maréchal, le dernier cinquième restera à la disposition du commandement pour tenir compte de l'habileté de l'ouvrier et de l'utilisation économique des matières.

Le matériel de maréchalerie, propriété de l'abonnataire, sera remboursé par l'État dans les conditions de nombre et de prix fixées par la note ministérielle du 22 août 1891 et l'article 94 de l'instruction du 27 décembre 1911.

Dispositions transitoires. — Les maréchaux abonnataires des *formations mobilisées*, liés par un abonnement, pourront résilier leur abonnement. Un délai de quinze jours leur sera accordé pour opter. Les marchés d'abonnement actuels ne seront pas renouvelés à leur échéance ou lors de la disparition des titulaires.

Ceux qui n'auront pas demandé la résiliation auront l'obligation de se pourvoir eux-mêmes de tout l'approvisionnement nécessaire à l'exécution de leur service et ne pourront obtenir par la suite, en aucun cas, ni indemnité, ni relèvement du taux de l'abonnement.

Ces dispositions ne visent pas les unités de dépôt.

TABLE ALPHABÉTIQUE

Aux armées, 1915.

11109-15. — Corbeil. Imprimerie Crété.